Dr. Mohd Washid khan
Khushnuma Khan
Priyanka Yadav

Estudos computacionais entre o composto metalo-farmacêutico

Dr. Mohd Washid khan
Khushnuma Khan
Priyanka Yadav

Estudos computacionais entre o composto metalo-farmacêutico

ScienciaScripts

Imprint

Any brand names and product names mentioned in this book are subject to trademark, brand or patent protection and are trademarks or registered trademarks of their respective holders. The use of brand names, product names, common names, trade names, product descriptions etc. even without a particular marking in this work is in no way to be construed to mean that such names may be regarded as unrestricted in respect of trademark and brand protection legislation and could thus be used by anyone.

Cover image: www.ingimage.com

This book is a translation from the original published under ISBN 978-620-6-15816-5.

Publisher:
Sciencia Scripts
is a trademark of
Dodo Books Indian Ocean Ltd. and OmniScriptum S.R.L publishing group

120 High Road, East Finchley, London, N2 9ED, United Kingdom
Str. Armeneasca 28/1, office 1, Chisinau MD-2012, Republic of Moldova, Europe
Printed at: see last page
ISBN: 978-620-5-91397-0

ESTUDOS COMPUTACIONAIS ENTRE O COMPOSTO METALO-
FARMACÊUTICO
ESTRUTURA QUANTITATIVA RELAÇÃO DE ACTIVIDADE

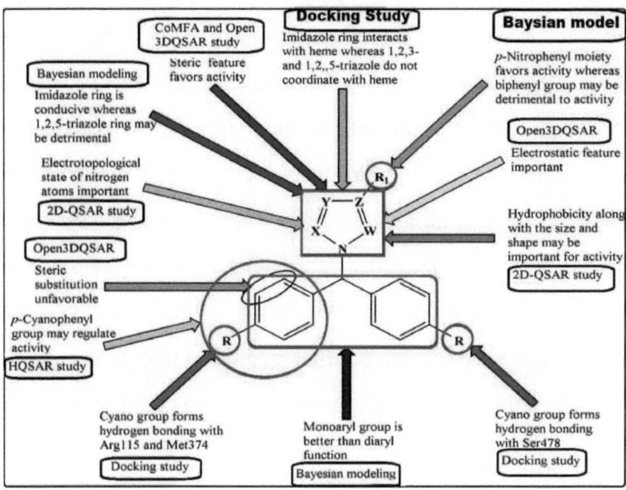

REPRESENTAÇÃO GRÁFICA DA RELAÇÃO ESTRUTURA-ACTIVIDADE
QUANTITATIVA

1.INTRODUÇÃO

O comportamento molecular pode ser previsto pela sua estrutura [1]. Por exemplo, as moléculas contêm de um a quatro átomos de carbono à temperatura ambiente (metano CH_4 , etano C_2H6, propano $C3H8$, butano $C_4 H_{10}$). medida que mais carbono é adicionado, a substância torna-se um líquido (hexano, líquido, tem seis átomos de carbono, $C_6 {}_4 H_1$) e finalmente sólido (octadecano, sólido, $C_1 H_{838}$). Quando adicionamos um átomo de oxigénio ao metano (CH_4), uma molécula constituída por um líquido que sabemos ser chamado metanol ($CH_3 OH$). Quando adicionamos átomos de cloro, átomos de azoto ou qualquer outro átomo, podemos prever o efeito destes aditivos no comportamento molecular. Este comportamento não só prediz a molécula sólida, líquida ou gasosa, mas também prevê o quão tóxico ou biologicamente activo o composto [2]. Este campo da ciência que combina a matemática com a química é chamado de química computacional. É responsável pela obtenção de uma relação denominada relação estrutura-propriedade quantitativa (QSPR) ou relação de trabalho estrutural (QSAR) [3]. QSAR, a terminologia mais utilizada com base num método de comunicação em rede (SAR). QSAR é o estudo de como as propriedades físico-químicas de uma série de compostos afectam a sua actividade biológica [4]. As características físico-químicas ou definições teóricas de moléculas químicas ou de fármacos são medidas ou calculadas e estas estão relacionadas com funções biológicas utilizando cálculos matemáticos. Função biológica = F (estruturas físico-químicas). A actividade biológica é expressa como um log (1 / C), em que C é a concentração mínima necessária para produzir uma resposta biológica definida. Outros parâmetros de actividade biológica podem ser relações matemáticas entre a actividade biológica e parâmetros físico-químicos mensuráveis IC50, ED50, K_1, Km, etc.[5].

Pode ser amplamente classificado em três tipos gerais de propriedades físico-químicas:

➢ Electrónico

➢ Steric

➢ Hidrofóbico

Para realizar o QSAR tradicional, é sintetizada uma gama de análogos que têm um esqueleto comum, mas que têm substitutos diferentes. As actividades destes análogos são medidas e é elaborada uma fórmula que relaciona estas actividades biológicas com as propriedades físicas consideradas importantes (por exemplo, tamanho, hidrofobicidade, eletronegatividade, momento dipolo, capacidade de ligação ao hidrogénio, etc.) [6]. Várias destas propriedades são susceptíveis de influenciar a actividade e seria ideal se se pudesse sintetizar análogos em que uma propriedade física fosse variada independentemente de qualquer outra. No entanto, isto raramente é possível. A alteração de um substituto para outro resulta normalmente na alteração de várias propriedades físicas ao mesmo tempo. Isto também torna difícil identificar se uma propriedade física é mais importante para a actividade do que outra. Portanto, para dar sentido aos dados, é necessário fazer uso de um programa informático adequado. A intuição por si só não é suficiente. Há uma série de razões pelas quais as propriedades físicas compostas devem ser importantes no trabalho biológico. O componente hidrofóbico completo do composto influencia como pode atravessar a membrana celular; o carácter hidrofóbico e o tamanho dos diferentes componentes pode influenciar a forma como o composto interage e entra na sua posição de ligação, enquanto que o carácter electrónico dos suportes pode contribuir para o suporte composto, afectando tanto a absorção como a ligação do receptor [7]. Estes são apenas alguns dos factores que têm de ser tidos em consideração.

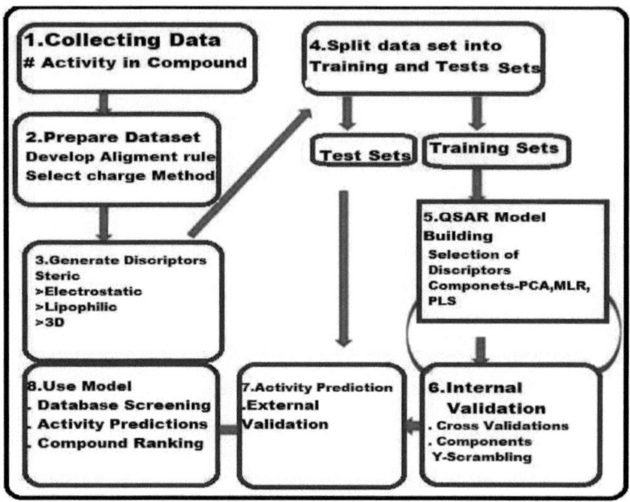

Fig.1 diagrama de fluxo mostrando um estudo QSAR em vários parâmetros

2. FORMA DE ESTUDOS DE QSAR

Existem muitos programas de software que ajudam a obter estatísticas, mas cabe ao químico médico decidir quais os dados a introduzir [8]. Obviamente, a função biológica de cada composto deve ser incluída, mas o farmacêutico deve determinar quais as características físicas que podem ser mais importantes para a actividade biológica. Depois encontrar a equação para ver se elas são realmente importantes. QSAR não é uma questão de introduzir tantos dados quanto possível num computador e espera-se que a máquina faça sentido de tudo [9]. De facto, é geralmente melhor obter apenas o primeiro número com base em um ou dois traços básicos. Esperemos que o primeiro número forneça tarefas calculadas próximas das tarefas medidas através de testes, mas provavelmente haverá compostos que não cumprem com as equações - ultrapassagens das estatísticas. Tais combinações não devem ser consideradas um "problema" na realidade o oposto. Um químico médico pode estudar estas moléculas e tentar identificar a característica física que outras moléculas não têm, e depois procurar uma fórmula mais avançada que cubra essa área. As equações QSAR evoluem constantemente e é o químico medicinal que dirige essa evolução. Certas propriedades físicas são quase sempre consideradas numa equação de QSAR [10]. Estas são a hidrofobicidade (ou carácter gordo) da molécula e/ou dos seus substitutos, as propriedades electrónicas dos seus substitutos e o tamanho dos seus substitutos.

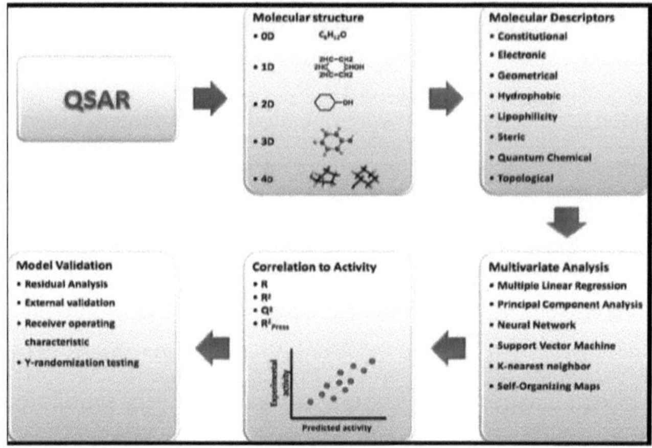

Fig.2 Diagrama de fluxo mostrando os vários métodos do QSAR

(a)   Parâmetro de hidrofobicidade [6]

Existem dois parâmetros, normalmente utilizados para associar a absorção e distribuição de drogas à actividade biológica: (1) Hidrofobicidade (2) Constante substituta da hidrofobicidade. O parâmetro anterior refere-se a toda a molécula enquanto que o último está relacionado com os grupos subsequentes. A molécula de uma droga deve passar através de uma membrana multicelular para atingir o ponto de acção. A hidrofobicidade é um parâmetro que deve ser utilizado como medida de mobilidade do fármaco para estas doenças [11]. A hidrofobicidade é a separação dos compostos entre a fase aquosa e a não aquosa. A hidrofobicidade de uma molécula é normalmente medida pelo seu valor logarítmico P, onde P é conhecido como o coeficiente de partição. P pode ser medido medindo a fusão relativa do composto na fase aquosa e na fase aquosa (por exemplo, sistema octanol-água) em que a combinação P = Conc. em octanol Conc. de mistura em água. Se o composto se tornar demasiado hidrofóbico, a maior parte dissolver-se-á na camada orgânica, e quanto mais alto for o valor de P ou log P. Com mais fármacos, a actividade vivo aumenta à

6

medida que aumenta o valor de log P. Por outras palavras, a actividade aumenta com o aumento da hidrofobicidade. Isto é geralmente uma indicação de que o aumento da hidrofobicidade permite que a droga passe através da membrana celular para atingir o seu alvo. Isto pode implicar que se pode continuar a aumentar a actividade aumentando continuamente a hidrofobicidade [12]. Na realidade, não é este o caso. Neste caso, é obtida uma linha recta.

$\log 1/C = K_2\log P + K_2$ (1.1) onde K_1 e K_2 são constantes.

Se os compostos fossem sintetizados com uma gama muito mais ampla de valores log P, seria encontrado um valor log P óptimo para além do qual a actividade cairia. Uma curva parabólica seria o resultado tendo a fórmula:

$\log (\text{actividade}) = - k_1 (\log P)^2 + k_2 \log P + k3$ onde k_1, k_2 e $k3$ são constantes.
$\log (1/C) \log P$) (1.2)

Olhando para Eq. (1.2, a entrada $- (\log P)^2$ tem um efeito negativo sobre a actividade, enquanto que a entrada log P tem um efeito positivo. Quando é baixo, o log P é mais importante do que $- (\log P)^2$. Portanto, na primeira parte da curva, o log P é mais significativo e a actividade aumenta à medida que o log P aumenta. Na segunda parte da curva, o factor $- (\log P)^2$ torna-se dominante e a actividade diminui. O log P está presente na maioria das equações QSAR que envolvem actividade in vivo, uma vez que a actividade está dependente de membranas de cruzamento de drogas. Se a actividade for medida por testes in vitro, o factor log P pode ser menos significativo e pode mesmo estar ausente.

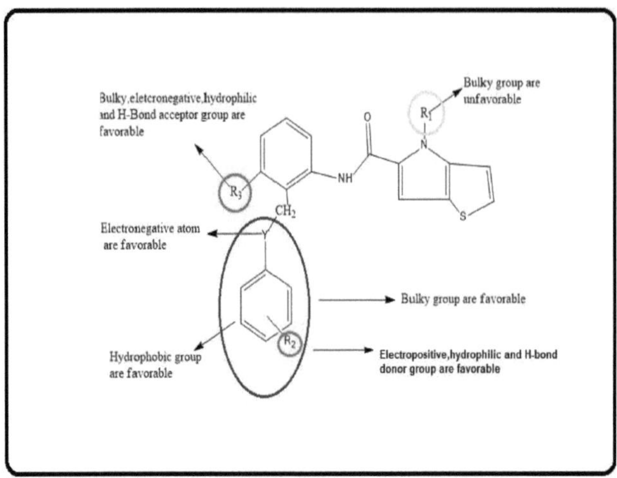

Fig.3 Exemplo de grupo hidrofóbico presente no composto Hidrofobicidade de substituição Constante ou Constante p-substituinte [13]

Os coeficientes de partição definem a hidrofobicidade total de uma molécula, mas também é possível medir o carácter hidrofóbico de componentes individuais usando> conjuntos V4 de tabelas que fornecem uma hidrofobicidade constante (r) em cada área. A constante de hidrofobicidade de substituição é uma medida do que é um substituto hidrofóbico, em comparação com o hidrogénio. O valor é medido através da comparação dos valores da combinação P com e sem substitutos. A constante de hidrofobicidade do substituto (X) foi obtida utilizando o seguinte número: = log Px-log PH onde PH é o coeficiente de divisão do composto normal, e Px é o coeficiente analógico do análogo contido em vez de 'X'. Se è for positivo, então os aditivos são mais hidrofóbicos do que o hidrogénio e a droga colherá uma fase sem água. Se for negativo, então o substituto tem menos hidrofóbico do que o hidrogénio e a droga colherá a fase sem água. Pode não ser claro porque é que isto seria útil se já se tivesse estimado a hidrofobicidade de toda a molécula. Contudo, há duas razões pelas quais tais constantes podem ser úteis. Primeiro, as constantes de hidrofobicidade podem ser usadas para calcular os valores de log P para diferentes compostos, evitando a necessidade de medir cada valor de log P através de testes. Por exemplo, o valor do log P para para-bromoanisole pode ser calculado como 2,97, dado o valor P de benzeno (2,13) e às constantes de bromo e metoxi (0,86 e -0,02 respectivamente) OCH_3 , p- Bromo anisole Br log P = 2,13 Log P = 2,13 + 0,86 -0,02 = 0,97.As constantes só são verdadeiramente relevantes para as estruturas que foram utilizadas para as determinar. Portanto, as constantes aromáticas são relevantes para o benzeno substituído, mas são menos fiáveis para os sistemas de anéis heteroatómicos. Da mesma forma, as constantes aromáticas não são relevantes para substituintes alifáticos e existe uma tabela separada de constantes para estes últimos. Idealmente, deveriam ser obtidos valores exactos para o esqueleto molecular em estudo. No entanto, isto pode nem sempre ser possível e os valores derivados de diferentes sistemas podem precisar de ser utilizados como aproximação. A segunda razão pela qual os valores à podem ser úteis no QSAR é que eles podem ser introduzidos na própria equação QSAR para identificar se os substitutos hidrofóbicos em determinadas partes do esqueleto molecular têm alguma influência localizada na actividade. Na realidade, é perfeitamente possível que uma equação QSAR calcule tanto o log P como o PH . A primeira mede como o carácter hidrofóbico da molécula como um todo influencia a actividade através de factores tais como a capacidade de atravessar membranas celulares, enquanto a segunda demonstra qualquer influência hidrofóbica localizada que esteja em acção. Por exemplo, a descoberta de que os substitutos hidrofóbicos na posição para a posição de um anel aromático são benéficos para a actividade pode indicar que existe uma bolsa de ligação hidrofóbica no local de ligação que pode acomodar tais substitutos.

(b) Parâmetros electrónicos

As estruturas electrónicas dos diferentes componentes presentes na molécula da droga podem desempenhar um papel e as drogas polares em combinação são mais facilmente transportadas através de membranas do que as drogas polares e as drogas na sua forma ionizada [14]. Além disso, quando uma árvore atinge o seu alvo, a distribuição de electrões na sua estrutura irá controlar o tipo de ligações que formamos para esse fim, o que por sua vez influencia a sua função biológica. Por outras palavras, a distribuição de electrões numa molécula de droga afectará o quanto a droga se liga ao seu alvo, o que, por sua vez, afecta a sua eficácia. A distribuição de electrões dentro de uma molécula depende do estado de retirada dos electrões e dos grupos que fornecem os electrões encontrados nessa estrutura. As características electrónicas do substituto aromático explicam-se pela variabilidade do Hammett, o. COOH COO ™ H * Ácido benzóico. O próprio ácido benzóico é um ácido fraco e ioniza ligeiramente na água. O equilíbrio é dividido entre formas ionizadas e não ionizadas, um tipo conhecido como constantes de equilíbrio ou de dissociação K_1 (o texto H indica que não há substitutos aromáticos substanciados):

KH = [PhCOO] [PhCOOH] [PhCOOH

As substituições no anel olfativo afectam este equilíbrio. O grupo emissor de electrões estabilizará o anião carboxilato e o equilíbrio mudará para forma ionizada e resultará num equilíbrio mais estável. O grupo emissor de electrões irá esgotar o ião carboxilato de modo a que o equilíbrio se desloque para a esquerda e resulte num equilíbrio menor. A constante de substituição Hammett (vaca) de um objeto de exploração (X) é definida pelos seguintes cálculos:

Ky 0x = log = log Kx - log KH KH

Tal como as constantes hidrofóbicas, estas condições só são relevantes para a estrutura molecular de onde provêm. Os componentes de emissão de electrões (por exemplo Cl, CN, CF_3 têm valores positivos o devido ao efeito de importação. de CF_3) tem valores O positivos enquanto que o electrão oferece substituição (por exemplo, CH_3 , CH_2CH_3) tem valores negativos o. O valor de transição de Hammett tem em conta tanto a variabilidade como a ressonância do sucessor, pelo que o valor depende se os componentes de substituição são meta ou para o resto da molécula (om e op). Por exemplo, o om do grupo do fenol é 0,12, indicando o efeito da retirada dos electrões sentidos na meta-área devido ao efeito do som de ressonância. É de notar que as alternativas aromáticas aos órtolos não são fiáveis, pois em vez de órtos podem ter efeitos estéreis e electrónicos. m OH am = 0,12 Kx Kom KH = 0,12 (log Kx-log Kμ) R meta-substituição (efeito de importação de prédmiates de fenol em vez de meta) = - 0,37 ap IOH + OH + OH + OH e fazer por ressonância mais importante do que o efeito indutivo R Outras variáveis que medem com precisão o efeito indutivo (F) ou o efeito de ressonância (R) de uma substância conversível perfumada. As constantes alifáticas de substitutos electrónicos foram obtidas através da medição da taxa de hidrólise de uma série de ésteres alifáticos, dos quais o etanoato de metilo é o éster de origem. O grau em que a taxa de hidrólise é afectada é uma medida do efeito electrónico do substituto, que aparece apenas nos resultados do ensino. Os grupos de doação de electrões reduzem o nível de hidrólise e, como resultado, têm valores negativos. Os grupos de retirada de electrões aumentam o nível de hidrólise e têm melhores valores. A substituição volumosa pode também ter um forte efeito na taxa de hidrólise, protegendo o éster do ataque. É possível separar estes dois efeitos, medindo os níveis de hidrólise em condições básicas e ácidas. Em condições básicas, os elementos estéreis e electrónicos são essenciais, enquanto que em condições ácidas apenas os elementos essenciais são essenciais. Comparando estimativas, os valores do efeito electrónico (o), e do efeito estérico (E.) (ver abaixo) podem ser determinados.

Hidrólise X-CH$_2$-CO- OCH3 Éster alifático $\rightarrow$ X-CH$_2$-CO-OH + CH$_3$ OH Ácido alifático

© Fator Estérico

Para que o medicamento se ligue eficazmente na área alvo, o tamanho do farmacofármaco deve corresponder ao local alvo. É uma medida da dimensão do grupo ferido e contribui para a proximidade da comunicação entre o domínio do fármaco e o receptor. É difícil de quantificar. A dimensão do material de contraste pode ser claramente significativa na função dos compostos. Os grupos volumosos podem reduzir o desempenho, impedindo a entrada de drogas nos locais de ligação. Por outro lado, numa posição maior, podemos aumentar a função forçando o composto a aplicar a estrutura de ligação funcional necessária. Medir as propriedades sólidas de diferentes componentes não é tão simples como medir as ligas hidrofóbicas de uma alternativa ou electrónica. No entanto, existem três métodos comummente utilizados:

1. O factor fatal de Taft é a medida do próprio tamanho e é determinado pela medição do efeito ao nível da reacção química [15]. Diferentes mutações têm um efeito diferente sobre a taxa de reacções químicas que ocorrem na estrutura-mãe. A grande alteração perto do centro de reacção impede a reacção sobre as partes mais pequenas, pelo que a diferença na taxa de reacção leva a uma estimativa do tamanho de cada uma delas.

2. A refractividade molar (MR) é uma medida do volume tomada por uma equação de átomo ou grupo, incluindo peso molecular (MW), densidade (d) e índice de refracção (n) [16] . É calculado de acordo com a fórmula. fornecida abaixo: MR = (n^2 - 1) MW (n^2 + 2) d X . O termo MW / d define volume enquanto que o termo (n^2 - 1) / (n^2 + 2) fornece um factor de correcção ao descrever como os substitutos podem ser facilmente separados . Isto é

especialmente importante se o substituto tiver electrões ou pares de electrões simples.

3. A terceira forma de determinar o tamanho é utilizar um programa de software de computador chamado Sterimol que calcula as propriedades letais conhecidas como parâmetros estéreis Verloop. O programa mede ângulos de ligação padrão, raios Vander Walls, comprimento da ligação, e possível interacção de substitutos. A vantagem deste método é que o parâmetro estéreo Verloop pode ser calculado em qualquer outra posição sem a necessidade de quaisquer parâmetros de teste. Por exemplo, os parâmetros estericos Verloop do grupo ácido carboxílico. L é o comprimento dos substitutos enquanto B_1-B, que é o rádio do grupo.

B_1 B_3 B_2 H-O-CO B_1 H Vista lateral L Vista alta da equação de Hansch

Sugere-se que a acção da droga possa ser dividida em 2 categorias:

(1) Transporte e (2) Ligação

cada uma destas categorias depende do material e das propriedades químicas do medicamento. A Figura Hansch é um cálculo QSAR relacionado com estruturas físico-químicas e actividade biológica. Geralmente, estes cálculos incluirão vários parâmetros, mais comumente log P, n, o, MR, e E. Por exemplo, um número padrão do Hansch poderia ter o seguinte formato.

$$\log -- = - k_1 (\log P)^2 + k_2 \log P + ká + kåo + kçE + K6$$

onde k_1-k é constante. Estes casos podem ser determinados por um computador para determinar a linha mais apropriada. A actividade é normalmente medida a 1 / C, onde C é a concentração do fármaco necessária para produzir um resultado específico (por exemplo, concentração necessária para produzir 50% de inibição enzimática).

1 log = 0,398 + 1,089 o + 1,03 Es + 4,541

Um exemplo de uma equação de Hansch é aqui mostrado com a actividade inibitória de uma série de N-(Fenoxietil) ciclopropilaminas substituídas contra a enzima, monoamina oxidase. Isto mostra que os substitutos hidrofóbicos que estão a retirar os electrões são bons para a actividade. O factor Es (3,5), representa os parâmetros estéreis de Taft de quaisquer substitutos que se encontrem na meta posição. Isto mostra que os grupos volumosos são maus para a actividade, uma vez que tais grupos têm um valor Es negativo. Deve-se notar que a equação QSAR é apenas tão boa como os dados incluídos. Tipicamente, uma gama composta é compilada para medir o efeito que dois ou três parâmetros (por exemplo, n e o) têm sobre uma função biológica. Contudo, é crucial escolher um conjunto válido de compostos a fim de realizar a análise. Isto significa que os substitutos presentes devem dar uma boa gama de valores para os parâmetros físicos em causa, mas devem também distinguir entre os parâmetros de modo a não estarem correlacionados (ou seja, seguir a mesma tendência). Por exemplo, considere o substituto F, Cl, Br e I, em que eu estou a retirar a maioria dos electrões e F está a retirar menos electrões. No entanto, o carácter hidrofóbico destes substituintes também aumenta na mesma sequência. Portanto, não há forma de saber se qualquer tendência semelhante na actividade biológica se deve às propriedades hidrofóbicas ou electrónicas dos substitutos. A fim de identificar substitutos adequados para estudos QSAR, é útil consultar as parcelas de Craig.

(d) Craig Plots[17]

As parcelas de Craig comparam duas propriedades físicas distintas para diferentes substitutos. Lotes como estes são extremamente importantes para decidir que substituto deve ser utilizado num estudo QSAR quando se pretende distinguir entre duas propriedades físicas como 6 e 7. Idealmente, os compostos estudados devem conter substitutos de todos os quatro quadrantes da parcela. Portanto, a escolha de um análogo com os substitutos Cl, Br, e NO₂ (todos do mesmo quadrante) não permitiria a derivação de uma equação QSAR válida para o ou T. Substitutos como Cl, CF3, Ethyl, OH e CN seriam mais válidos uma vez que seria difícil dizer se a variação na actividade é devida a Outros Factores. Outros factores físico-químicos podem ser introduzidos na equação de Hansch para tentar melhorar a correlação entre a estrutura e a actividade biológica. Por exemplo, as equações QSAR foram derivadas que medem como a orientação de um momento dipolo afecta a actividade biológica. Outras equações QSAR foram derivadas que relacionam o orbital molecular com a actividade.

(e) Análise Wilson gratuita [18]

Free Wilson propôs um modelo, também chamado modelo de novo, afirmando que o trabalho biológico de um composto é a soma das contribuições de todos os substitutos e do componente pai. É um modelo da relação da estrutura e do verdadeiro trabalho. Com base no seguinte pressuposto:

• Todos os medicamentos da lista devem ter a mesma estrutura parental.
• O padrão de substituição para várias alternativas deve ser o mesmo.
• As modificações devem contribuir ainda mais para a função biológica e no mesmo local com o valor fixo na presença ou ausência de outras moléculas de substituição.

A quantidade total de trabalho (A) da produção é, portanto, a soma da contribuição fixa independente.

A = E (ai I i i) + u

onde, I = actuar, ai = contribuição substituta I, Ii = contribuição para a propriedade parental e função geral 'u'. O cálculo é resolvido por regressão multi-linhas utilizando a presença (1) ou ausência (0) de diferentes componentes, tais como parâmetros dummy independentes, enquanto a função padrão é utilizada como a variância dependente. Não há necessidade de quaisquer parâmetros físico-químicos. Fujita e Ban propuseram duas alterações ao modelo gratuito de Wilson. Actividade biológica traduzida em log (1 / C) ou palavras equivalentes, como na análise de Hansch. E é a função da molécula mãe inalterada em vez da função central. Hoje, o modelo modificado de Fujita Ban quase substituiu o modelo original de Wilson Livre. Kubinyi combinou os modelos Hansch e Free-Wilson como um modelo híbrido. Mas a crítica geral ao método Free Wilson é que ele é demasiado simplista e não dá qualquer benefício ao farmacêutico. A noção de que a independência é sempre errada. Uma limitação é que a informação obtida não pode ser utilizada por outros substitutos que não estavam no conjunto original. A principal vantagem de Free a1,2ак.1A sistema esquelético normal transporta o substituto ai numa área p diferente; a presença ou ausência destes componentes de substituição é cobrada 1 e 0 respectivamente. O método de Wilson pode ser incorporado na análise de Hansch usando um índice variável (I). Na maioria das vezes, um psicólogo apercebe-se da importância da substituição. Nesses casos, o indicador variável (1) pode ser aplicado aos cálculos do Hansch, onde I = 1 se existir outro local, e 1 = zero se não existir.

Por outro lado, a análise gratuita de Wilson tem várias falhas:

a. Pelo menos duas áreas diferentes devem ser quimicamente alteradas;

b. As previsões só podem ser feitas a partir de novos compostos que já tenham sido substituídos na análise

c. A determinação de um único ponto, ou seja, uma única ocorrência de um determinado elemento estrutural em cada conjunto de dados esconde resultados matemáticos;

d. Muitos níveis de liberdade são desperdiçados para definir toda a gente que actua.

No entanto, a análise gratuita de Wilson é frequentemente utilizada para ver, num relance, quais os factores físico-químicos que podem ser importantes no trabalho biológico. Neste conjunto de dados, pode facilmente concluir-se que: A actividade biológica aumenta com o aumento da lipofilicidade (F a Cl, Br e I);

As funções biológicas aumentam com as propriedades doadoras de electrões (o metilo tem maiores contribuições de grupo do que o eqüipófilo, Cl);

• Os meta-substituintes têm uma contribuição de grupo inferior à dos para-substituintes.

(f) Esquemas de Topliss [19]

Esta abordagem é completamente não matemática e não estatística e não necessita de informatização dos dados. O esquema Topliss é útil no planeamento, que é análogo para sintetizar se os compostos estão a ser sintetizados e testados um de cada vez. Existe o esquema Topliss para substituto aromático. O esquema é concebido para racionalizar diferenças em factores baseados na actividade que já discutimos: os factores hidrofóbicos, electrónicos e estéreis. A fim de utilizar o esquema Topliss para substitutos aromáticos, o composto de chumbo tem de ter um anel aromático. O primeiro análogo a ser sintetizado seria então o análogo de 4-cloro. O grupo Chloro é hidrófobo e retira os electrões. Se a actividade do análogo de cloro se revelar maior do que o composto de chumbo, assume-se que ambas as propriedades são importantes, pelo que um segundo grupo de cloro é introduzido na meta posição para melhorar ambos os efeitos. Se a actividade do análogo de 4 cloro cair, sugere-se que ambas as propriedades são más para a actividade, pelo que se coloca um grupo mais doador de electrões polares (OCH_3) em vez disso. Se a actividade cai de novo, sugere que a substituição do para pode ser má por razões estéreis, e assim um grupo de metacloro é tentado. Por outro lado, se a actividade melhorar, tenta-se determinar a importância relativa das propriedades hidrofóbicas e electrónicas de outros substitutos. A terceira possibilidade é que a actividade do derivado de 4-cloro é semelhante à do composto de chumbo, caso em que a hidrofobicidade pode ser boa para a actividade, mas um grupo hidrofóbico doador de electrões (CH_3) seria então tentado para testar esta teoria. O "progresso através da árvore" é então continuado com base em argumentos semelhantes sobre as propriedades hidrofóbicas, electrónicas e estéreis dos substitutos envolvidos.

3. OBJECTIVOS DO QSAR

Correlacionar quantitativamente e recapitular as relações entre as tendências de alterações da estrutura química e as respectivas alterações na actividade biológica (parâmetro) para compreender quais as propriedades químicas que mais provavelmente são determinantes para as suas actividades biológicas. Optimizar os resultados existentes para melhorar as suas actividades biológicas Prever as actividades biológicas de compostos não testados e por vezes ainda não disponíveis O grau de fiabilidade na opção pela modelização QSAR depende do tipo ou natureza do bem que está a ser previsto, da fase do projecto, e da relativa facilidade e custo da síntese de compostos e testes subsequentes. Mais frequentemente os modelos QSAR fornecem previsões úteis, mas muitas vezes falham, apesar das boas estatísticas geradas a partir de dados internos utilizados na formação. Independentemente de todos estes problemas, o QSAR torna-se uma alternativa útil devido às seguintes razões: Os métodos convencionais de síntese são caros e morosos - os ensaios biológicos são também demasiado dispendiosos, e muitas vezes requerem mais tempo, o sacrifício de animais, ou compostos nas suas formas puras. As falhas de medicamentos devido a perfis ADMET deficientes em fases posteriores de desenvolvimento (ou mesmo após a comercialização) são excessivamente dispendiosas e dolorosas. Um grande número de compostos está disponível devido à química combinatória e às abordagens de rastreio de alto rendimento (HTS), mas são necessárias estimativas para a priorização da síntese e do rastreio.

4. CLASSIFICAÇÃO DAS METODOLOGIAS QSAR

Com base na dimensionalidade: A maioria das vezes os métodos QSAR são categorizados nas seguintes classes, com base na representação estrutural ou na forma como os valores descritores são derivados: O 1D-QSAR correlaciona a actividade com propriedades moleculares globais como pKa, log P, etc. farmacóforos, etc., sem ter em conta a representação 3D da actividade 2D-QSAR correlacionando a actividade com padrões estruturais como índices de conectividade, propriedades 2D., actividade 3D-QSAR correlacionando a actividade com campos de interacção nãocovalentes em torno das moléculas. 4D-QSAR adicionalmente, incluindo um conjunto de configurações ligand em 3D-QSAR 5D-QSAR representando explicitamente diferentes modelos de ajuste induzido em 4D-QSAR 6D-QSAR incorporando ainda diferentes modelos de salvação em 5D-QSAR de métodos quimiométricos utilizados: Por vezes os métodos QSAR são também classificados em duas categorias, dependendo do tipo de técnica de correlação utilizada para estabelecer uma relação entre as propriedades estruturais e a actividade biológica.

PRESSUPOSTOS NOS MÉTODOS 3D-QSAR

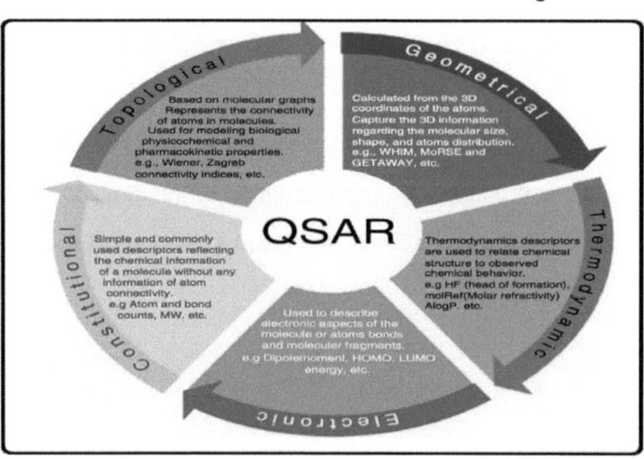

Fig.4 Diagrama de fluxo mostrando o Modelo QSAR 3D

Nenhum dos modelos QSAR pode substituir os ensaios experimentais, embora as técnicas experimentais também não estejam isentas de erros. Devido a muitos problemas óbvios na simulação de situações do mundo real, nem todos os parâmetros in vivo podem ser incluídos na modelação do QSAR. No entanto, todas as tentativas são feitas para desenvolver um modelo o mais próximo possível do real e, para isso, o paradigma 3D-QSAR tem de se basear em alguns pressupostos básicos que são dados abaixo: Existe uma relação subjacente entre a estrutura molecular e a actividade biológica. A ligação do receptor é directamente proporcional à actividade biológica. Não são considerados efeitos diferenciais em segundos mensageiros ou outros passos de sinalização que acontecem entre a ligação do receptor e a resposta observada experimentalmente. A estrutura molecular pode ser medida e representada com um conjunto de números geralmente chamados descritores, que representam todas as propriedades físicas, químicas e biológicas da molécula. As moléculas com estruturas comuns ou relacionadas têm geralmente propriedades físico-químicas semelhantes (o princípio da semelhança), e portanto têm modos de ligação semelhantes e consequentemente actividades biológicas comparáveis. O inverso também se aplica. Além disso, moléculas localizadas na mesma região do espaço descritor apresentam actividade semelhante (o princípio de vizinhança). As propriedades estruturais que conduzem a uma resposta biológica observada são mais frequentemente determinadas pelas forças de não ligação (ou não-vigilância), principalmente estéreis e electrostáticas.

• O efeito biológico observado é produzido pelo ligante modelado, não pelo seu metabolito ou produto de degradação.

• A mais baixa conformação energética do ligando é a sua conformação bioactiva, e esta conformação única do ligando exerce efeitos de ligação. - Com poucas excepções, a geometria do local de ligação do receptor é considerada rígida. - Acredita-se que a perda dos graus de liberdade translacional e rotacional (entropia) após a ligação segue um padrão semelhante para todas as moléculas.

• O número total de ligações rotativas é o único método mais frequentemente utilizado para estimar o custo entropic para o congelamento de rotores de uma única ligação não terminal. - Para todos os ligandos modelados, assume-se que o local de ligação das proteínas é o mesmo.

COMSIA

Um desenvolvido para ultrapassar certas limitações do CoMFA. Na CoMSIA, os índices de semelhança molecular calculados a partir de campos de semelhança SEAL modificados são utilizados como descritores para considerar simultaneamente propriedades de ligação esterica, electrostática, hidrofóbica, e de hidrogénio. Estes índices são estimados indirectamente através da comparação da semelhança de cada molécula no conjunto de dados com um átomo de sonda comum (com um raio de 1 A, carga de Para o cálculo da semelhança em todos os pontos da grelha, as distâncias mútuas entre +1 e a hidrofobicidade de +1) posicionadas nas intersecções de uma grelha/lattice circundante.o átomo da sonda e os átomos das moléculas no conjunto de dados alinhado também são tidos em conta. Para descrever esta dependência de distância e calcular a properidade molecular são utilizadas funções do tipo Gaussiano, Uma vez que as formas funcionais subjacentes do tipo Gaussiano são lisas, sem singularidades, as suas declives não são tão íngremes como os potenciais Coulomb e Lennard-Jones no COMFA; portanto, não é necessário definir limites de corte arbitrários. Estas funções tendem a produzir valores dentro de uma gama de sofrimento razoável, mesmo em caso de sobreposição de átomos. Apesar do facto de o COMSIA também ser proveniente da maioria das limitações do COMFA, oferece as seguintes vantagens distintivas:

• Utilização da distribuição gaussiana de índices de semelhança, o que evita as mudanças abruptas nas interacções electrostáticas entre sondas-atom baseadas na rede

• A escolha da sonda de semelhança não se limita a campos estéreis ou potenciais, mas inclui também campos hidrofóbicos e de ligação de hidrogénio (aceitadores e doadores de ligações de hidrogénio)

• O efeito dos termos entropicos do solvente também pode ser incluído utilizando uma sonda hidrofóbica

• Os contornos padrão do CoMFA destacam as regiões no espaço onde as moléculas alinhadas interagiriam favoravelmente ou desfavoravelmente com um possível ambiente receptor.

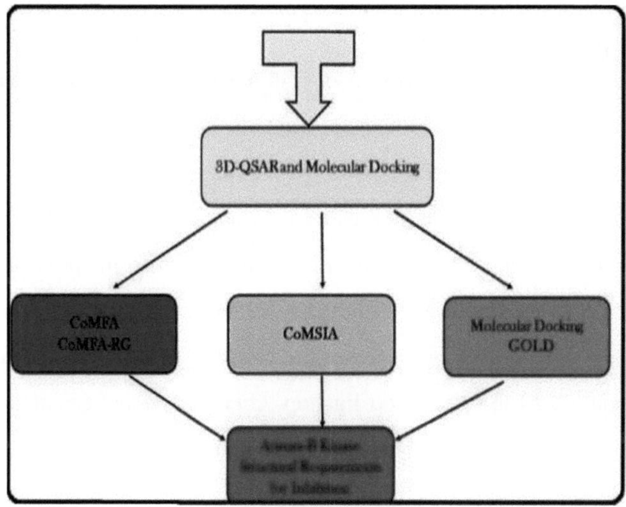

Fig.5 Diagrama de fluxo mostrando o Modelo CoMFA QSAR

Por outro lado, os contornos do COMSIA indicam as áreas dentro da região ocupada pelos ligandos que "favorecem" ou "não gostam" da presença de um grupo com uma propriedade físico-química particular. Esta relação entre as propriedades exigidas e uma provável forma ligante é um guia mais directo para fundamentar se todas as características imperativas para a actividade estão presentes nas estruturas em consideração. Algumas das aplicações recentes do COMSIA incluem a geração de modelos preditivos 3D-QSAR de dip. com boro como inibidores do proteasoma, derivados de ácido hidroxâmico como inibidores da urease, derivados de tiazolidina-4-ona como agentes anti-HIV-1, e derivados de tiazolidinadiones como inibidores da aldose redutase. O COMSIA é fornecido pela Tripos Inc. no software Sybyl, juntamente com o CoMFA. GERM Genetically Evolved Receptor Modeling Modeling (GERM) é uma técnica para QSAR 3D e para a construção de modelos tridimensionais úteis de sítios de ligação macromolecular na ausência de uma estrutura cristalograficamente determinada ou homologicamente modelada do receptor alvo. O requisito principal para GERM é uma série de estrutura-actividade para a qual foi determinado um alinhamento sensato de conformadores realistas. A metodologia consiste em encerrar o conjunto sobreposto de moléculas numa concha de átomos (análoga à primeira camada de átomos no local activo) e atribuir estes átomos com tipos de átomos explícitos (H alifático, H polar, etc. para corresponder aos tipos de átomos normalmente encontrados nas proteínas). Os átomos de carbono alifáticos são disseminados uniformemente sobre uma esfera em torno do conjunto de ligandos alinhados, e as suas posições são ajustadas para obter a máxima interacção van der Waals entre os átomos de carbono modelo e as moléculas de ligando. Uma vez reconhecidas as posições dos carbonos, estes podem ser ocupados por qualquer um dos tipos de átomos, incluindo nenhum átomo. Um problema prático surge quando o número de átomos de concha e os seus tipos de átomos aumenta, uma vez que o número de combinações possíveis aumenta para um valor enorme, tornando assim impossível encontrar sistematicamente o melhor modelo possível. O método, portanto, faz uso de algoritmos genéticos (AG) para resolver este problema de pesquisa altamente multidimensional. Os ligandos do conjunto de treino são então ancorados num modelo de sítio activo receptor gerado por GA, um de cada vez, e as energias de interacção intermoleculares não ligadas (van der

Waals e termos electrostáticos) são computadas usando um campo de força de mecânica molecular CHARMm. Finalmente, estas energias de interacção calculadas estão correlacionadas com as actividades biológicas das moléculas. A característica afirmativa deste método é que o modelo é apresentado como uma visualização 3D das propriedades receptoras no espaço. A limitação da metodologia GERM é que considera apenas uma única conformação de cada ligando no conjunto de treino, bem como a sua orientação única no local de ligação. Uma vez que este método se baseia no cálculo das energias de interacção com o receptor hipotético, está sujeito a todas as limitações de tais métodos, incluindo o problema de alinhamento. No entanto, se todas as moléculas do conjunto se ligarem de uma forma que não altere demasiado o local de ligação; o GERM poderia ser uma boa abordagem. O método tem sido aplicado de forma rentável numa série de edulcorantes, correlacionando as suas bioactividades com a energia intermolecular calculada. A metodologia tem um justo potencial de aplicação no rastreio de bases de dados estruturais 3D para encontrar novas pistas ou em combinação com programas de concepção de novos ligantes [o programa GERM está disponível em D. Eric Walters, Professor Associado, Finch University of Health Sciences, North Chicago, EUA].

COMBINA

O método de Análise Energética Vinculativa Comparativa (COMBINE) foi desenvolvido para tirar partido dos dados estruturais dos complexos liga-macromoleícula, num paradigma 3D-QSAR. A técnica baseia-se na hipótese de que a energia livre de ligação pode ser correlacionada com um subconjunto de componentes energéticos calculados a partir das estruturas dos receptores e ligandos em formas ligadas e não ligadas. Os ligandos são divididos em fragmentos e o mesmo número de fragmentos é atribuído a todos os compostos, adicionando fragmentos "fictícios" aos ligandos sem um determinado fragmento. As energias de interacção não ligadas (van der Waals e electrostáticas) são calculadas entre cada resíduo do receptor e cada fragmento do ligando, utilizando um campo de força da mecânica molecular. As energias são também calculadas entre todos os pares de resíduos/fragmentos para os complexos e para os ligandos e receptores livres. As interacções electrostáticas são calculadas utilizando uma constante dieléctrica dependente da distância, e não são empregados limites de corte para as interacções não ligadas. Os descritores insignificantes são então eliminados dos dados usando a utilidade de selecção de variáveis no programa GOLPE, e finalmente, as actividades biológicas das moléculas são correlacionadas com os valores da energia de interacção, empregando a técnica PLS. Tal como todas as outras abordagens baseadas em energia de interacção 3D-QSAR, COMBINE também sofre dos erros inerentes envolvidos no cálculo destas energias. Além disso, a capacidade preditiva do método pode ser melhorada através de melhorias em vários aspectos como a descrição do termo electrostático, a inclusão de descritores adequados para a solvatação e efeitos entropicos, e a optimização de facetas particulares da metodologia, tais como a escolha de definições de fragmento de ligante e os detalhes do protocolo de selecção de variáveis. Recentemente, a metodologia COMBINE foi utilizada para construir modelos 3D-QSAR para determinar a selectividade e especificidade das proteínas Ras, prever a afinidade de ligação dos inibidores não-péptidos da protease HIV-1, e identificar resíduos de aminoácidos no LinB de haloalalcanos dehalogenase que modulam a sua especificidade de substrato.

COMMA

A Análise Comparativa do Momento Molecular (COMMA) é uma das técnicas únicas de QSAR 3D dependente de algarismos, que envolve o cálculo de descritores (forma) e baseia a semelhança molecular nos momentos espaciais das distribuições de cargas de massa molecular até e incluindo a segunda ordem, bem como quantidades relacionadas. Em relação a cada estrutura molecular, são então definidos dois quadros de referência cartesianos. Uma moldura são os principais eixos de inércia calculados em relação ao centro. da massa. Para espécies moleculares neutras, a outra moldura de referência são os eixos quadrupolares principais calculados em relação ao "centro de massa molecular". Os descritores dipolares, quadrupolares e de deslocamento são então calculados com referência aos eixos de inércia principais traduzidos de forma a que a sua origem seja sobreposta ao centro do dipolo. É de salientar que estes descritores são obtidos após tradução para o centro de massa, bem como para o centro do dipolo de cada molécula, para manter o alinhamento do sistema independente. Finalmente, estes descritores de momento molecular estão correlacionados com as actividades biológicas das moléculas, utilizando a técnica PLS. Relatórios da literatura sugerem que os descritores COMMA são sensíveis às conformações moleculares mas menos sensíveis do que os parâmetros de campo COMFA. Os autores propõem que os descritores COMMA têm um papel potencial na abordagem de questões como o rastreio em grande escala e a diversidade molecular. O método tem sido utilizado para construir modelos robustos 3D-QSAR para compreender as relações estrutura-actividade do conjunto de dados de referência de esteróides e para desenvolver QSAR combinatório de compostos de fragrâncias de âmbar. Uma versão web do programa COMMA é fornecida pelo grupo de informática COMSA da IBM. A Análise Comparativa de Superfície Molecular (CoMSA) é uma abordagem 3D-QSAR sem grelha. Envolve a utilização da superfície molecular para definir as regiões dos compostos que devem ser comparadas, utilizando os potenciais electrostáticos médios. A metodologia prossegue submetendo as moléculas do conjunto de dados à optimização da geometria e atribuindo-lhes cargas atómicas parciais. Os mapas autoforganizantes de Kohonen (SOM, um tipo de rede neural) são então utilizados para transformar a superfície tridimensional das moléculas em mapas topográficos bidimensionais, extraindo os sinais das coordenadas cartesianas dos pontos amostrados aleatoriamente na superfície van der Waals das moléculas. As cargas atómicas parciais das representações moleculares atómicas são também projectadas nos mapas topográficos 2D. Os potenciais moleculares electrostáticos (MEPS) são calculados nos pontos de superfície e um valor médio do potencial análogo aos respectivos pontos encontrados em cada célula da grelha (métodos semelhantes aos COMFA) é utilizado para explicar esta célula. Os valores médios do potencial electrostático médio calculado são convertidos em vectores e os vectores que expressam todas as moléculas da série são sobrepostos numa matriz, comparando os respectivos mapas topográficos das moléculas. A matriz comparativa subsequente dos potenciais electrostáticos médios (transformados em vectores) é finalmente utilizada para desenvolver um contraste com o COMFA e abordagens relacionadas, compara as propriedades moleculares do modelo 3D-QSAR utilizando a técnica PLS. A característica distintiva de CoMSA é que explica não um conjunto discreto de pontos mas os valores médios do potencial electrostático médio (MEPS) calculados para uma determinada área da superfície molecular. Recentemente, o modelo COMSA utilizou acoplamentos moleculares multi-pose e activadores de eliminação de variáveis iterativas de quinona redutase. Outras aplicações recentes de CoMSA incluem o PLS (IVE-PLS), que foi desenvolvido e aplicado em compostos de sulforafano como modelagem dependente do receptor de valores pKa de ácidos benzóicos, e o rastreio da biblioteca asaronescombinatória hipolipidémica da quinolina de styryl HIV 1 que bloqueia a determinação do modo de ligação para uma série de benzoxazinas utilizando estudos docking e 3D-QSAR, agentes virtuais, e antagonistas da oxitocina.

MÉTODOS ESTATÍSTICOS UTILIZADOS PARA A CONSTRUÇÃO DE MODELOS QSAR

As técnicas estatísticas ou quimiométricas formam a base matemática para a construção de um modelo QSAR. Técnicas estatísticas para a construção de modelos QSAR Análise de Regressão Linear (RA) Regressão linear simples Regressão linear múltipla (MLR) Regressão linear múltipla por etapas Análise de dados multivariados Análise de componentes principais (PCA) Regressão de componentes principais (PCR) Análise dos mínimos quadrados parciais (PLS) Aproximação da função genética (GFA) Menos quadrados parciais genéticos (G/PLS) Reconhecimento de padrões Análise de clusters Redes neuronais artificiais (ANNs) k-nearest vizinho (kNN) Entre o crescente conjunto de vários métodos estatísticos disponíveis na literatura, As análises de Regressão Linear são consideradas como um método facilmente interpretável indicado para a análise QSAR. Estas técnicas de regressão constroem um modelo estatístico para representar a correlação de uma ou mais variáveis independentes (x) com uma variável explicativa dependente (y). O modelo pode ser utilizado para prever y a partir do conhecimento de x variáveis, que podem ser tanto quantitativas como qualitativas. A regressão linear simples, a regressão linear múltipla e a regressão linear múltipla por etapas são algumas das suas variantes. O método da regressão linear simples executa um cálculo de regressão linear padrão para gerar um conjunto de equações QSAR que incluem um único descritor independente x e uma variável dependente y. Assim, uma equação linear de um termo é produzida separadamente para cada variável independente do conjunto descritor. Esta técnica é adequada para a classificação genética de relações simples entre estrutura e actividade explorando alguns dos descritores mais importantes que regem a actividade. No entanto, a interacção de descritores múltiplos é ignorada. A regressão linear simples pode ser expressa pela equação:

$$y = a + bx$$

em que a variável dependente y é expressa em termos da variável independente x por meio de dois parâmetros: a constante a, também referida como a intercepção e o coeficiente de regressão b. A regressão linear múltipla (MLR) também referida como o método da relação linear de energia livre (LFER), é uma extensão da análise de regressão simples a mais de uma dimensão. O MLR gera equações QSAR através da realização de cálculos de regressão multivariável padrão para identificar a dependência de uma propriedade de droga em qualquer ou todos os descritores sob investigação. A possibilidade de correlação casual é verificada através dos valores do coeficiente de correlação múltipla (r), do valor t de Student; rácio Fisher's F, desvio padrão (s), e através de testes independentes como o método leave-one-out (LOO). O significado da correlação pode ser julgado através dos valores do coeficiente de correlação cruzada (r2, ou q2) e também pela técnica independente, e não mais do que y-scrambling. O MLR assume que todas as variáveis estão correlacionadas. Contudo, no caso multivariado, ou seja, análise MLR envolvendo uma variável independente, a relação é expressa com a seguinte equação linear de múltiplos termos simples:

$$y = b_1 + b_1 x_1 + b_2 x_2 + bmxm + e$$

a análise MLR estima os coeficientes de regressão (b;), ao minimizar o erro residual (e), que quantifica o desvio de um determinado ponto da linha de regressão, como no caso da regressão linear simples. A regressão linear múltipla por etapas é uma variante comummente utilizada do MLR, que também cria uma equação linear de múltiplos termos, mas nem todas as variáveis independentes são utilizadas. Em contraste com o MLR, cada variável independente é adicionada sequencialmente à equação e uma nova regressão é sempre executada. O novo termo só é preservado se o modelo passar um teste de significância. Esta técnica de regressão é especialmente útil quando o número de descritores é grande e os descritores chave são desconhecidos. Os métodos descritos acima foram agora substituídos por métodos quimiométricos multivariados que tentam explicar um conjunto alargado de variáveis por meio de um número reduzido de novas variáveis latentes que possuem a quantidade máxima de informação relevante para o problema. Estas técnicas projectam dados multivariados num espaço de dimensões mais baixas, fornecendo uma visão para visualizar, classificar, e modelar grandes conjuntos de dados. Estas variáveis latentes são ortogonais e, portanto, podem ser utilizadas em regressões lineares múltiplas. Os mínimos quadrados parciais (PLS) são um procedimento de regressão iterativo que produz as suas soluções baseadas na transformação linear de um grande número de descritores originais para um pequeno número de novos termos ortogonais chamados variáveis latentes. PLS dá uma solução estatisticamente robusta mesmo quando as variáveis independentes estão altamente inter-relacionadas entre si, ou quando as variáveis independentes excedem o número de observações. Assim, PLS é capaz de analisar dados complexos de estrutura-actividade de uma forma mais realista, e interpretar eficazmente a influência da estrutura molecular na actividade biológica. Este é um dos métodos estatísticos padrão utilizados para o desenvolvimento de modelos preditivos 3D-QSAR. A análise de componentes principais (PCA) é outra técnica de redução de dados que não gera um modelo QSAR, mas procura relações entre variáveis independentes. Em seguida, cria um novo conjunto de descritores ortogonais - referidos como componentes principais (PCs) que descrevem a maior parte da informação contida nas variáveis independentes por ordem decrescente de variância. Consequentemente, o PCA reduz a dimensão de um conjunto de descritores de dados multivariados à quantidade real de dados disponíveis. Quando componentes principais são utilizados como variáveis independentes para realizar uma regressão linear, o método é designado por regressão dos componentes principais (PCR). Por outras palavras, a PCR aplica as pontuações da decomposição PCA como regressores no modelo QSAR, para gerar uma aproximação da função de equação linear de múltiplos termos (GFA) que serve como alternativa à análise de regressão padrão para construir equações QSAR. Emprega os princípios naturais da evolução das espécies que conduzem a melhorias por recombinação (mutação e cruzamento) de variáveis independentes. Este método resulta em múltiplos modelos gerados pela evolução de modelos iniciais aleatórios utilizando um algoritmo genético. O método é adequado para obter equações QSAR quando se lida com um maior número de variáveis independentes. Pode construir equações não lineares de ordem linear, bem como equações não lineares de ordem superior, e realizar a remoção e classificação automáticas de aberturas. Genético utilizando termos baseados em splines. Os mínimos quadrados parciais genéticos (G/PLS ou GA- PLS) são uma ferramenta analítica valiosa que evoluiu através da combinação das melhores características de GFA e PLS e tem sido amplamente preferida pelos investigadores. Nos últimos anos, outros métodos para realizar estudos qualitativos ou de classificação têm sido estimulados no campo do QSAR. Os chamados métodos de reconhecimento de padrões, baseados no princípio da analogia, são utilizados para a detecção da distância ou proximidade dentro de uma grande quantidade de dados multivariados. Procura características estruturais tais como a presença (ou ausência) de certos grupos, o número de um certo tipo de átomo, ou fragmentação espectral de massa para que novos compostos possam ser classificados como semelhantes ou dissimilares aos membros das classes existentes. A análise de agrupamento é um método estatístico de reconhecimento de padrões utilizado para investigar a relação entre observações associadas a várias propriedades e para dividir o conjunto de dados em categorias constituídas por elementos semelhantes. Permite a consideração dos compostos inactivos na análise e pode ser utilizado para estudar um grande conjunto de substitutos para identificar quais dos subconjuntos partilham propriedades físicas semelhantes. A técnica das redes neurais artificiais (ANNs) tem a sua origem nos neurónios reais presentes no cérebro de um animal. As ANNs são sistemas computacionais paralelos que consistem em grupos de elementos de processamento altamente interligados chamados neurónios, que estão dispostos numa série de camadas. A primeira camada é denominada camada de entrada, e cada um dos seus neurónios recebe dados do exterior/utilizador, correspondendo a uma das variáveis independentes utilizadas como entradas no QSAR. Após a camada de entrada, existem uma ou muitas camadas de neurónios, denominadas colectivamente como camadas ocultas. A última camada é a camada de saída, e os seus neurónios lidam com a saída da rede. Cada camada pode fazer os seus cálculos independentes e pode ainda passar os resultados para outra camada. O funcionamento das ANNs é apresentado abaixo:

• Cada valor de descritor de entrada é multiplicado pelo peso da ligação, de acordo com o seu significado

• As entradas ponderadas são somadas e fornecidas às camadas ocultas, onde uma função de transferência não linear faz todo o processamento necessário

• Os resultados da função de transferência são comunicados aos neurónios na camada de saída, onde os resultados são interpretados e finalmente apresentados ao utilizador. uma das aprendizagens mais simples da máquina O método k-nearest neighbour (kNN) é um algoritmo, mais comummente utilizado para classificar um novo padrão (por exemplo, uma molécula). A técnica baseia-se numa abordagem simples de aprendizagem à distância, em que uma molécula desconhecida/nova é classificada de acordo com a maioria dos seus vizinhos k-nearestados no conjunto de treino. A proximidade é determinada por uma métrica de distância euclidiana (por exemplo, uma medida de semelhança calculada utilizando os descritores estruturais das moléculas). Tipicamente, a abordagem KNN é executada da seguinte forma:

• As distâncias euclidianas entre um objecto desconhecido (u) e todos os objectos do conjunto de treino são computadas.

• Com base nas distâncias calculadas, são seleccionados objectos k do conjunto de treino mais semelhantes ao objecto u.

4D-QSAR: Estudos Farmacocinéticos e Previsão ADMET

Para além da eficácia e toxicidade não comprovadas, propriedades farmacocinéticas inadequadas resultam na retirada de uma grande proporção de chumbo de fármacos de novos desenvolvimentos. Assim, propriedades chave como a absorção, distribuição, metabolismo, excreção e toxicidade (ADMET) foram recentemente consideradas nas fases iniciais do processo de descoberta do fármaco [20,21]. Este novo paradigma tem impulsionado a necessidade de métodos de rastreio em larga escala. Os ensaios ADMET in vitro e in vivo são longos, complexos, e relativamente caros em termos de recursos, reagentes e técnicas de detecção. Recentemente, tem havido um aumento nos esforços computacionais para estimar as propriedades ADMET de compostos semelhantes a drogas e uma variedade de modelos úteis em silico tem sido desenvolvida com diferentes níveis de complexidade, criando ferramentas que são mais rápidas, mais simples, e mais económicas do que os procedimentos experimentais tradicionais [20]. A penetração da barreira hematoencefálica (BBB) é uma das questões farmacocinéticas mais críticas na concepção de medicamentos activos do sistema nervoso central (SNC) e uma preocupação de toxicidade no desenvolvimento de outras classes de medicamentos e a modelação da penetração do BBB é um dos principais pontos de referência do ADMET [22-25]. Foram feitos esforços particularmente para construir um modelo geral BBB QSAR a partir de um grande e estruturalmente diversificado conjunto de formação [24,25]. O paradigma 4D-QSAR tem sido utilizado para desenvolver um formalismo para estimar medidas de semelhança molecular (EM) em função da conformação, alinhamento, e tipo de átomo [24]. A semelhança molecular pode ser medida em termos dos tipos de átomos que compõem cada molécula, levando a múltiplas medidas de semelhança molecular. Este novo método, utilizando uma combinação de medidas 4D-MS e análise de agrupamento para construir modelos QSAR óptimos, foi aplicado a um conjunto de dados de 150 compostos quimicamente diversos para construir modelos de penetração BBB óptimos [24]. O conjunto de dados completo foi dividido em subconjuntos baseados em medidas de semelhança molecular 4D usando a análise de clusters. Os compostos em cada subconjunto de agregados foram ainda divididos em um conjunto de formação e um conjunto de testes. Foram construídos modelos QSAR preditivos para cada subconjunto de aglomerados utilizando os conjuntos de formação correspondentes. Estes modelos QSAR prevêem melhor os compostos do conjunto de teste que foram atribuídos ao mesmo subconjunto de agregados, com base nas medidas de semelhança molecular 4D, das quais os modelos foram derivados. Os resultados sugerem que as propriedades específicas que regem a permeabilidade do BBB podem variar entre compostos quimicamente diversos. A partição de compostos em classes quimicamente semelhantes é essencial para a construção de modelos preditivos de penetração BBB incorporando as propriedades físico-químicas chave correspondentes de uma determinada classe química. Molecules 2010, 15 3290 5. 4D- Formalismo: Aplicação 'prática' na concepção de medicamentos A descoberta de novos alvos de medicamentos tem aumentado exponencialmente nos últimos anos devido aos avanços nas técnicas de biologia genómica e molecular. Métodos experimentais e computacionais são efectivamente aplicados para acelerar o processo de identificação e optimização do chumbo. O HTS identifica moléculas de chumbo através da realização de ensaios bioquímicos individuais com mais de milhões de compostos, mas é extremamente dispendioso e demorado. Estas desvantagens foram ultrapassadas pela integração de uma metodologia computacional mais barata e eficaz como o VHTS, que é amplamente aplicado ao rastreio em colecção de silico de bibliotecas de compostos para verificar a afinidade de ligação do receptor alvo com os compostos da biblioteca.

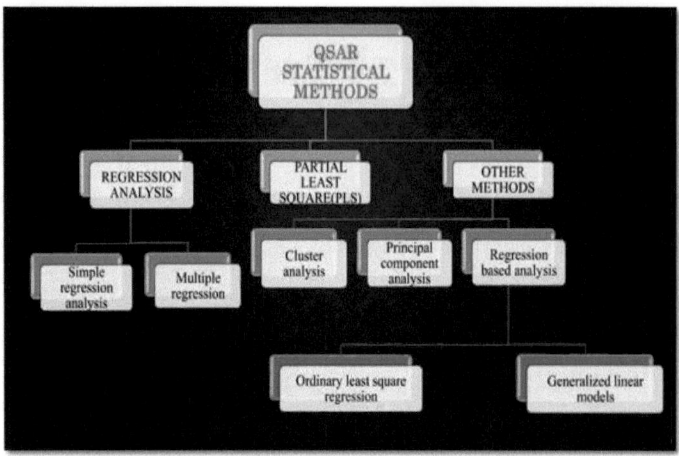

Fig.6 O diagrama de fluxo representa os métodos estatísticos para a construção de modelos qsar Em conformidade com a disponibilidade de dados estruturais, o VHTS é realizado utilizando métodos de rastreio baseados em receptores ou em ligas.

Em ambos os métodos, os compostos são classificados usando uma função de pontuação apropriada em relação à complementaridade ou semelhança e os compostos de topo são levados para o próximo passo dos ensaios experimentais [26]. Hoje em dia, a necessidade de um rastreio virtual preciso e de alta resolução dos êxitos resultantes é bastante importante e o desenvolvimento e utilização do VHTS com maior fidelidade está a tornar-se um objectivo na concepção e avaliação da biblioteca. As impressões digitais dos farmacófagos são frequentemente utilizadas na concepção e avaliação de bibliotecas compostas. Um farmacóforo é geralmente um padrão de grupos químicos no espaço que define como os ligandos se ligam a um receptor comum e também é responsável pela resposta biológica dos ligandos. Além disso, a disponibilidade do ligante no local de acção está relacionada com o seu transporte e comportamento metabólico no ambiente corporal. Depois, os métodos QSAR tentam capturar, ou extrair informação tanto sobre os componentes farmacóforos como sobre a disponibilidade a partir de um conjunto de compostos de treino. A extensão da informação sobre farmacoforese e disponibilidade que pode ser incorporada num modelo QSAR depende não só do conjunto de formação, mas também dos descritores utilizados para os representar [27]. As impressões digitais 4D são descritores derivados da metodologia 4D-MS [28], que permite a geração de conjuntos de impressões digitais moleculares que retêm a informação conformacional de um composto, bem como capturam o seu tamanho e estrutura química. Portanto, cada "dedo" molecular da impressão digital molecular é específico para um tipo particular de átomo/farmacóforo presente num composto. Um conjunto único de impressões digitais moleculares pode ser construído para cada alinhamento específico atribuído aos compostos de um conjunto de formação ou biblioteca. Assim, as impressões digitais moleculares dependentes do alinhamento permitem que medidas de semelhança molecular sejam desenvolvidas em função do modo de ligação a um local receptor, por exemplo. Caso contrário, outro conjunto único de impressões digitais moleculares desta classe pode ser desenvolvido para qualquer composto que seja independente do alinhamento, mas que englobe os estados de conformação do conjunto disponível. Os métodos que fornecem este tipo de dados são atractivos para aplicações quimioinformáticas, quimiométricas, e de modelação molecular. As respectivas impressões digitais 4D podem ser consideradas descritores universais porque contêm toda a informação relevante sobre um composto. Um papel relata a derivação e validação de um potencial conjunto de descritores universais para gerar modelos QSAR descritivos para cinco conjuntos de formação independentes. Os modelos gerados utilizando as impressões digitais 4D foram comparáveis em qualidade, com base em medidas estatísticas de ajuste e previsão de conjuntos de teste, aos modelos anteriormente relatados, obtidos utilizando outros métodos QSAR.

REFERÊNCIA

1. Mykola Galushka, Chris Swain, Fiona Browne,MauriceD. Mulvenna, RaymonBond, Darren Gray, Neural Computing and Applications 33, 2021,13345-13366.

2. Artem Cherkasov, Eugene N. Muratov, Denis Fourches, Alexandre Varnek, Igor I. Baskin, Mark Cronin, John Dearden, Paola Gramatica, Yvonne C. Martin, Roberto Todeschini, Viviana Consonni, Victor E. Kuz'min, Richard Cramer, Romualdo Benigni, Chihae Yang, James Rathman, Lothar Terfloth, Johann Gasteiger, Ann Richard, Alexander Tropsha, QSAR Modeling: Por onde tem andado? Para onde vai, J Med Chem. 2014, 26; 57(12), 4977–5010.

3. Workalemahu M Berhanu, Girinath G Pillai, Alexander A Oliferenko, Alan R. Katritzky, Quantitative Structure-Activity/Property Relationships: The Ubiquitous Links between Cause and Effect, Chem Plus Chem.,2012, 77(7), 507-517.

4. Swathik Clarancia, Jaspreet Kaur Dhanjal, Vidhi Malik, Durai Sundar, Quantitative Structure-Activity Relationship (QSAR): Modeling Approaches to Biological Applications, Reference Module in Life Sciences, 2018, 10.1016/B978-0-12-809633-8.20197-0

5. Kapoor Y, Kumar K. Estrutura Quantitativa Relação de Actividade na Concepção de Drogas: Uma Visão Geral. SF J Pharm Anal Chem.,2(2),2019, 1017.

6. Bharat Jhanwar, Vandana Sharma, Rajeev K Singla, Birendra Shrivastava, QSAR - Hansch Analysis and Related Approaches in Drug Design, Pharmacologyonline 2011, 1, 306-344

7. Evanthia Lionta, George Spyrou, Demetrios K. Vassilatis, Zoe Cournia ·Rastreio Virtual Baseado na Estrutura para a Descoberta de Drogas: Principles, Applications and Recent Advances, Curr Top Med Chem.,14(16),2014,1923-1938.

8. Nathan Brown, Peter Ertl, Richard Lewis, Torsten Luksch, Daniel Reker, Nadine Schneider, Artificial intelligence in chemistry and drug design, Journal of Computer-Aided Molecular Design,34,2020,709-715.

9. Eugene N. Muratov Jürgen Bajorath , Robert P. Sheridan Igor V. Tetko , Dmitry Filimonov VladimirPoroikov , TudorI.Oprea , IgorI.Baskin , AlexandreVarnek , Adrn Roitberg , Olexandr Isayev Stefano Curtalolo , Denis Fourches , Yoram Cohen , Alan Aspuru-Guzik , David A. Winkler Dimitris Agrafiotis , Artem Cherkasov Alexander Tropsha, QSAR sem fronteiras, Chem. Soc. Rev.,49,2020,3525-3564.

10. João Paulo S. Fernandes, The Importance of Medicinal Chemistry Knowledge in the Clinical Pharmacist's Education, Am J Pharm Educ. 82(2),2018, 6083.

11. Cândida T.Tomaz, Cromatografia de interacção hidrofóbica, Cromatografia líquida, Fundamentos e Instrumentação, 2017, 171-190.

12. Michael J. Mitchell, Margaret M. Billingsley, Rebecca M. Haley, Marissa E. Wechsler, Nicholas A. Peppas , Robert Langer, Engineering precision nanoparticles for drug delivery, Nature Reviews Drug Discovery, 20, 2021,101-124.

13. N. N. Pogodaeva, S. A. Medvedeva, Boris Gennadievich Sukhov, Tatyana Mikhailovna Shishmareva, Constantes de Hidrofobicidade para várias xantonas e flavonas, Química de Compostos Naturais ,47(1),2011, 38-42.

14. Vertzoni M, Augustijns P, Grimm M, Impacto das diferenças regionais ao longo do tracto gastrointestinal de adultos saudáveis na absorção oral de drogas: Uma revisão UNGAP. Eur J Pharm Sci. 134, 2019,153-175.

15. Celine B. Santiago, Anat Milo, Matthew S. Sigman, Developing a Modern Approach To Account for Steric Effects in Hammett-Type Correlations,J. Am. Chem. Soc., 138, 40,2016, 13424-13430

16. Manoj R Gaware, Estudos de refracção molar e constante de polarizabilidade de 6-(4- clorofenil)-1,2,3,4-tetra-hidro-2, 4-dioxopirimidina-5-

carbonitrilo em 60% DMSO na gama de temperaturas de 298 a 313 K, Indian Journal of Science and Technology 14(2),2016, 113-118.

17. Peter Ertl, Craig plot 2.0: uma navegação interactiva no espaço bioistérico substituto, Journal of Cheminformatics 12(1), 2020, 10.1186/s13321-020-0412-1.

18. Hongming Chen, Lars Carlsson, Mats Eriksson, Ingemar Nilsson, Beyond the Scope of Free-Wilson Analysis: Building Interpretable QSAR Models with Machine Learning Algorithms, Journal of Chemical Information and Modeling 53(6),2013, 1324-36.

19. Bakhtyar Sepehri, Mohammad Kohnehpoushi, Raouf Ghavami, High predictive QSAR models for predicting the SARS coronavirus main protease inhibition activity of ketone-based covalent inhibitors, Journal of the Iranian Chemical Society, 19,2022, 1865-1876.

20. Lombardo, F.; Gifford, E.; Shalaeva, M.Y. Em silico ADME prediction: dados, modelos, factos e mitos. Mini Rev. Med. Chem. 2003, 3, 861–875.

21. van de Waterbeemd, H.; Gifford, E., ADMET na modelação em silico: Em direcção ao paraíso da previsão? Nat. Rev. Drug Discovery 2003, 2, 192-204.

22. Iyer, M.; Mishra, R.; Han, Y.; Hopfinger, A.J. Previsão da partição da barreira hematoencefálica de moléculas orgânicas utilizando análise QSAR de interacção membranar. Pharm. Res. 2002, 19, 1611-1621.

23. Keseru, G.M.; Molnar, L. Previsão de alto rendimento da partição hemato-encefálica: Uma abordagem termodinâmica. J. Chem. Inf. Informática. Sci. 2001, 41, 120-128.

24. Pan, D.; Iyer, M.; Liu, J.; Li, Y.; Hopfinger, A.J. Construção de modelos QSAR de barreira sanguínea óptima usando uma combinação de medidas de semelhança molecular 4D e análise de agregados. J. Chem. Inf. Informática. Sci. 2004, 44, 2083-2098.

25. Platts, J.A.; Abraham, M.H.; Zhao, Y.H.; Hersey, A.; Ijaz, L.; Butina, D. Correlação e previsão de um grande conjunto de dados de distribuição de

sangue-cérebro - um estudo LFER. Eur. J. Med. Chem. 2001, 36, 719–730.

26. Subramaniam, S.; Mehrotra, M.; Gupta, D. Triagem virtual de alto rendimento (vHTS) - Uma perspectiva. Bioinformação 2008, 3, 14-17.

27. Hopfinger, A.J.; Duca, J.S. Extracção de informação farmacophore a partir de ecrãs de alta produtividade. Moeda. Opinião. Biotecnol. 2000, 11, 97–103.

28. Duca, J.S.; Hopfinger, A.J. Estimativa da semelhança molecular baseada na análise 4D-QSAR: formalismo e validação. J. Chem. Inf. Informática. Sci. 2001, 41, 1367-1387.

ÍNDICE

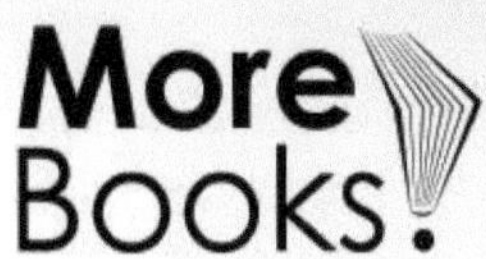

More
Books!

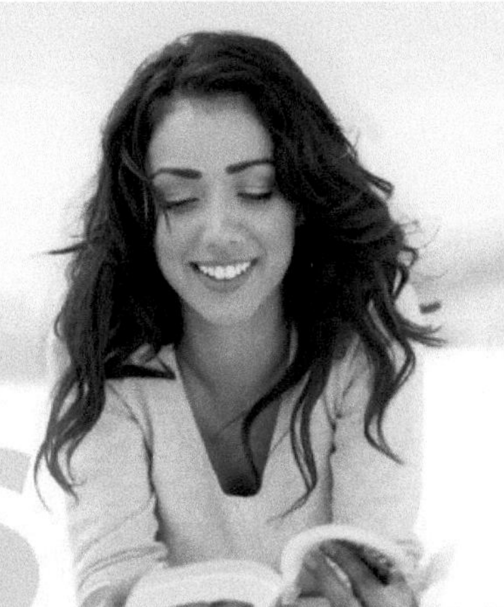

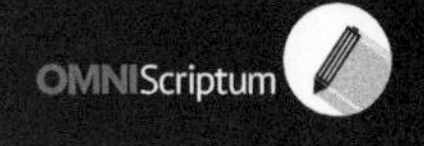

info@omniscriptum.com
www.omniscriptum.com
OMNIScriptum

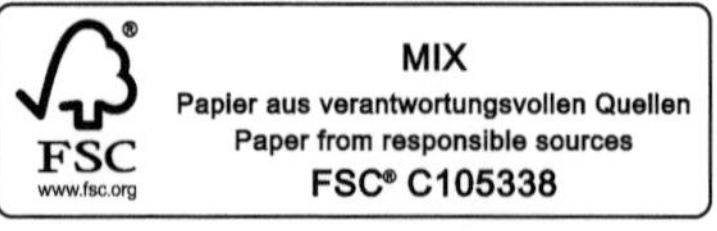

Printed by Books on Demand GmbH, Norderstedt / Germany